AF496402

Publications de l'Union Médicale, des 4, 6 et 8 Novembre 1856.

STATISTIQUE DES CAUSES DE DÉCÈS.

CONSIDÉRATIONS

SUR LA LETTRE

DU

MINISTRE DE L'AGRICULTURE, DU COMMERCE ET DES TRAVAUX PUBLICS

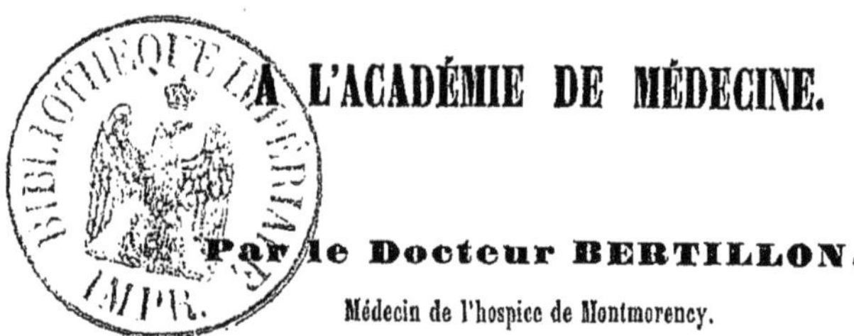

A L'ACADÉMIE DE MÉDECINE.

Par le Docteur BERTILLON,

Médecin de l'hospice de Montmorency.

---

§ I. Importance de l'enregistrement. — Variations et aggravation de la mortalité.

C'est avec satisfaction que nous voyons le ministre de l'agriculture, suivant le vœu du congrès international de statistique qu'il a présidé, se préoccuper sérieusement de l'exécution de l'enregistrement des causes de décès, et demander sur ce sujet des avis à l'Académie de médecine.

Nous voyons par la lettre de M. le ministre à l'Académie, que quelques difficultés d'exécution ont entravé, dans certaines localités, un premier essai qui avait été tenté par l'administration avant la réunion du Congrès statistique de Paris.

Comme nous avons suivi ces questions avec beaucoup d'attention, que nous avons fait partie du congrès et de la commission qui a étudié la statistique des décès et dressé la liste polyglotte des causes de mort; que d'autre part nous ne sommes pas étranger aux difficultés de la pratique, puisque depuis trois ans nous sommes chargé à Montmorency et dans plusieurs communes voisines de délivrer les bulletins de décès, nous nous proposons de discuter et, nous l'espérons, de résoudre les difficultés indiquées.

Nous avons, dans ce journal, rendu compte des travaux du congrès, nous avons à cœur d'en défendre le vœu le plus fécond.

La première question qui se présente est celle-ci :

Peut-il être utile en thèse générale, et en particulier dans l'état actuel de la science, de connaître les nombres relatifs des causes de décès et leur distribution géographique?

Il semblerait sans doute singulier aux savants de s'informer s'il est avantageux d'acquérir une connaissance. Aussi n'est-ce pas la question générale que nous voulons examiner, mais nous voulons prouver que, *dans l'état actuel de la science* et de la civilisation, c'est non seulement une chose utile mais encore un besoin impérieux que de connaître les rapports de grandeurs et les affinités géographiques, climatériques, de certaines affections morbides.

Des problèmes considérables restent pendants parce qu'il est impossible de les résoudre sans la statistique nosologique : tels sont ceux de l'antagonisme des maladies, des influences professionnelles, climatériques, géographiques, géologiques; connaissances si importantes en hygiène et si imparfaites, tant que de vaines et mensongères intuitions remplaceront les données positives de l'observation accumulée. On a dit qu'il y avait répulsion entre le miasme paludéen et les affections strumeuses et tuberculeuses; quel autre moyen de le démontrer que de rechercher si, dans nos contrées marécageuses, il y a autant ou plus ou moins de phthisiques qu'ailleurs?

On prétendait que l'atmosphère marine était peu favorable au développement de la phthisie : voici un jeune savant qui vient de nous prouver *par l'examen des causes de décès* que c'est un préjugé, et que les marins sont en grand nombre moissonnés par les tubercules. On lui a reproché d'avoir étendu ses conclusions au-delà des limites de sa démonstration. Mais s'il a succombé quelque peu à cette faiblesse paternelle, c'est parce qu'il a en vain cherché les documents qui lui étaient nécessaires pour compléter son œuvre. Qu'on lui fournisse les causes des décès sur nos rivages maritimes, et son remarquable travail, si justement récompensé par l'Académie de médecine, va gagner en vigueur comme en étendue.

Des statisticiens bien connus, le docteur Villermé, le docteur Boudin et M. A. Guillard, ont attiré l'attention sur l'influence favorable des terrains crétacés.

Ainsi un bon nombre de nos départements les plus favorisés sous le rapport de la vitalité, reposent sur un sol jurassique ; tels sont l'*Orne,* le *Calvados,* la *Sarthe,* la *Charente,* l'*Aube,* etc. Voilà sans doute une vue rationelle ; mais le vrai moyen d'analyser les influences géologiques, n'est-il pas de ranger les décès par causes et par âges, suivant la carte géologique de France ?

Les astronomes viennent d'obtenir la création d'observatoires disséminés sur les différents points du territoire, afin de déterminer partout les modifications météorologiques, atmosphériques, etc.

Quelle précieuse occasion offerte aux sciences médicales pour étudier parallèlement les rapports qui peuvent exister entre ces modifications rigoureusement déterminées et la santé publique, pour apprécier les influences de l'ozone, de l'iode, de l'électricité, du magnétisme, etc. ?

Au lieu des connaissances précises que nous acquerrons par la statistique des causes de décès, quel est notre avoir aujourd'hui ? Que l'on demande à un médecin quelles sont en France les localités les moins ravagées par la phthisie, si des différences notables existent à ce sujet, si les rivages sont favorables ou défavorables, si, etc., il n'en est pas un qui puisse répondre avec connaissance de cause. Ainsi, voilà une maladie qui moissonne environ le dixième de l'espèce humaine, qui s'abat de préférence sur l'âge le plus précieux, la jeunesse adulte, qui cause, dit-on, la moitié des décès de 15 à 30 ans (1), qui se transmet par l'hérédité, et qui souvent finit, après avoir désolé et ruiné les familles, par les éteindre entièrement ; voilà, dis-je, une maladie terrible dont nous ne savons aucune des conditions d'existence. Nous ne disons que par préjugé quels sont les lieux, les natures de sol, les expositions, les climats qui la combattent ou qui la favorisent ; nous ne pouvons donner un conseil *valable* à une famille qui, tremblante sous la menace de l'hérédité, veut fuir et porter sa résidence dans les contrées où elle a le plus d'espoir d'échapper à l'implacable fléau qui la poursuit ! Et pourtant, quelle affection se prête mieux que la phthisie aux enquêtes statistiques ? espèce une et bien déterminée, d'un diagnostic facile (il ne s'agit ici que du diagnostic de la cause du décès) ; de sorte que l'on peut dire que nulle étude n'est à la fois plus importante et plus facile que celle qui consiste à étudier la distribution de cette maladie dans un grand pays comme la France, et, par suite, à reconnaître les milieux qui paraissent les plus favorables ou les moins propices à son développement.

On se méprendrait beaucoup si l'on croyait que les causes de décès sont à peu près uniformément distribuées. Le peu de connaissances que nous ayons à cet égard nous permet d'affirmer que des différences considérables se remarquent à ce sujet, même pour des maladies qui de prime-abord eussent paru devoir être indépendantes des lieux. Ainsi, M. Broca nous apprend, dans son remarquable ouvrage sur les anévrismes, que cette affection organique est très inégalement répartie ; qu'à peu près inconnue dans l'Inde, elle est commune en Angleterre et assez rare en France. On en a conclu, un peu vite peut-être, qu'elle est due aux excès alcooliques. On sera à même d'apprécier la valeur de cette induction quand on aura des rélevés numériques moins insignignifiants et d'un plus grand nombre de pays.

C'est surtout à l'étiologie, et par suite à l'hygiène publique, que la connaissance de la distribution géographique des causes de décès four-

(1) *Registrar-gen.*, 1853, et *Ann d'hy.*, t. 50.

nira de puissants secours. Pouvoir chaque année comparer successivement la distribution des causes de décès avec les modifications physiques et chimiques, fixes ou variables, du sous-sol, du sol et de sa végétation, des eaux, de l'air et du ciel; pouvoir la comparer avec les quantités de ces fluides impondérables dont nous subissons l'action sans en avoir la conscience, mais dont nos chimistes, nos physiciens, nos astronomes, savent mesurer la quantité et les qualités : et, après avoir épuisé, s'il se peut, l'étude de ces rapports des phénomènes naturels avec nos maladies, pouvoir comparer cette même distribution nosologique avec les âges, les professions, les habitations, enfin avec toutes les influences artificielles dont les hommes s'entourent, certes voilà tout un nouveau monde à livrer à l'étude, et dont il est impossible de mesurer l'étendue et les richesses. Qui donc oserait avoir *à priori* une idée des résultats promis à un mode d'exploration aussi immense, aussi nouveau?

Il n'en faut pas davantage, je pense, pour fixer le jugement sur l'immense intérêt scientifique qui s'attache à la création de la statistique des décès. J'entends plus d'un lecteur impatient m'interrompre pour objecter que ce n'est pas l'utilité qui en est contestée, mais la possibilité.

Oh! nous savons bien que c'est là question pratique qui préoccupe le plus les médecins, et nous espérons la résoudre dans toute sa teneur et à la satisfaction de tous; mais nous croyons qu'il est dans l'ordre des idées de montrer d'abord l'importance, *la pressante nécessité qui nous est faite* de recueillir nos causes de décès; car si je pouvais persuader, comme je suis convaincu, que c'est un devoir impérieux pour notre époque, j'aurais avancé beaucoup la question d'application : ce que l'on désire avec ardeur s'exécute plus aisément.

J'ai donc examiné d'abord l'intérêt scientifique de l'enregistrement des causes de décès. Mais il est un intérêt social bien autrement important.

Si j'avais le pouvoir d'imprimer dans l'âme du lecteur, dont les yeux ne font que glisser sur ces lignes, la conviction et l'effroi qui saisissent la pensée quand elle creuse ces questions, je n'aurais pas beaucoup à dire pour faire trouver possible une mesure qu'on aurait senti être un devoir impérieux.

Rappelons d'abord que, sous le rapport de la mortalité, des différences considérables séparent les diverses parties de la France : ainsi tandis que les départements de l'Orne, du Calvados, de l'Eure, de Lot-et-Garonne, ont une vie moyenne de 48 à 50 ans, les départements de Haut et Bas-Rhin, des Pyrénées-Orientales, du Finistère, de la Haute-Vienne, n'ont que 26 à 27 ans de vie moyenne (Guillard, *Démographie*).

Un ancien préfet de l'Ain, Bossi (1), nous apprend qu'en divisant son département en quatre régions, on trouve les résultats suivants :

Montagnes,	1 décès sur 38.3
Rivage,	1 décès sur 26.6
Plaine emblavée,	1 décès sur 24.6
Marais,	1 décès sur 20.8

Et que l'on ne croie pas que cette grande inégalité de la mortalité tienne seulement à l'enfance.

Bien que plus considérables aux premiers âges, ces différences se remarquent encore aux âges suivants, ainsi que nous le prouve le précieux travail de M. X. Heuschling, secrétaire de la commission statistique belge (2).

Ainsi, tandis qu'il y a des départements, tels que Vaucluse, Alpes (Hautes et Basses-), Loir-et-Cher, Eure, Eure-et-Loir, qui, dès la première année, perdent 20 à 29 p. 100 de leurs nouveau-nés viables, il en est d'autres qui n'en perdent que 10 à 12 p. 100 ; tels sont les départements des Hautes et Basses-Pyrénées, du Calvados, de la Manche, de la Vienne.

De même, sur 1,000 jeunes gens de 20 ans, il y a des départements qui, en dix ans, perdent à peine 1/10e, de sorte que 1,000 adultes de 20

(1) *Ann. d'hy.*, t. 9.

(2) Ce savant laborieux a fait, en nom privé, ce que font les administrations publiques dans tous les pays qui nous entourent, et ce que nous sollicitons encore sans succès de l'administration française : il a dressé les mortuaires de nos 86 départements pour la période de 1840-49. Il a de plus construit sur chaque mortuaire des tables de survie. Tous les résultats que nous donnons sont empruntés à son manuscrit, que nous avons sous les yeux.

ans fournissent 904 à 900 hommes de 30 (Cantal, Charente, Calvados, Gers, Lot-et-Garonne) ; d'autres, au contraire, épuisent leur population majeure par une mortalité de 2/10es, tels que le Var, le Rhône, la Corse, chez lesquels les 1,000 majeurs ne donnent plus que 790 à 830 hommes de 30 ans.

Ainsi, dans cette France dont l'unité nous paraît si acquise et nous est si chère, voilà des départements qui, à tous les âges, présentent une mortalité si différente, qu'ici elle est le double de là.

Pourquoi donc les nouveau-nés sont-ils moissonnés chez les uns par une mortalité de 20 à 25 pour 100 naissances, mortalité qui rappelle les hécatombes du siècle passé?

Comment..., pourquoi?

Dans l'état actuel de la science, nul ne le sait.

Et pourquoi, dans d'autres localités, l'enfance est-elle si épargnée, que 1/10e seulement des nouveau-nés succombent, tandis qu'en France, la perte moyenne de la première année est de 1/6e des naissances vivantes?

Même silence de la science!

Et aux âges de majorité, à ces âges de force, de vigueur et de production, pourquoi et comment tant d'inégalités encore! Quoi! tandis que les uns sont soumis à une mortalité de 1 p. 100, les autres sont moissonnés par une mortalité double?

Quand il meurt un travailleur dans Lot-et-Garonne ou dans le Calvados, il en meurt deux en Corse et dans le Var; et les sciences médicales ne savent relier ces étonnantes différences à aucune cause?

Que dis-je? à peine si elles les connaissent!

Comment! il est avéré par les travaux de Benoiston et de M. Boudin, par les aveux du *Moniteur*, que la mortalité de l'armée (je parle seulement de l'armée intérieure) s'élève à plus de 2 p. 100 (1), tandis que la mortalité *civile* des mêmes âges oscille en France entre 9 et 11 p. 1,000 (2).

L'élite physique de notre jeunesse est soumise à une mortalité double,

(1) Plus de 2 p. 100, car, en outre de cette valeur, l'armée est épurée incessamment par les réformes et les congés illimités des maladifs.

(2) Cela résulte de ce que la mortalité de l'ensemble (civil et militaire) de 20 à 30 ans s'élève aujourd'hui à 12 p. 1,000 vivants, ainsi qu'on peut s'en assurer par les chiffres du contingent et par la mortuaire de M. Heuschling.

par le fait même de l'encasernement ! Et c'est là tout ce que nous en savons ! !

Comment, en effet, étudier ces profondes différences que présente la mortalité dans tel ou tel département, dans l'armée et dans le civil ? Comment, si nous ne savons pas quelles sont les affections qui moissonnent par ici, qui glanent par là ?

Soumettre le problème à l'examen scientifique, le peut-on, quand on manque des documents les plus indispensables ?

Que faut-il donc faire devant ces pressantes questions ? S'abstenir en face de solutions indéterminées. C'est, il est vrai, une conduite fort prudente, mais elle n'est pas dans l'allure de l'esprit humain ; il veut savoir, et quand il ne peut, il suppose. Aussi les suppositions n'ont pas manqué, au moins en ce qui concerne l'armée.

M. Desjobert accuse la nourriture insuffisante ;

Le docteur Boudin, la ventilation imparfaite ;

D'autres ont accusé la thérapeutique de Broussais : mais le broussaisisme a passé et la mortalité est restée ;

Les catholiques s'en sont pris au relâchement de la foi et des mœurs ;

Les libéraux aux rigueurs de la discipline et à la nostalgie.

Ce sont là des hypothèses fort respectables ; mais ce sont de pures hypothèses. Il y en a une autre plus hardie, et dont l'honneur revient à M. Carnot : La vaccine, en s'opposant de vive force à la variole (considérée comme un précieux dépuratif) altère la constitution et la prédispose plus fortement aux affections gastro-intestinales !

Ainsi dévie l'esprit humain quand il manque d'observations.

Cependant, comme il paraît que l'État a besoin de soldats, et qu'il ne peut prendre en sérieuse considération ces successions d'hypothèses, il attend que les savants soient d'accord ; et il continue son système. Chaque année, 80,000 jeunes hommes, choisis entre les meilleurs, endossent avec la capote des soldats une mortalité double. Restés civils, ils eussent fourni annuellement 800 décès ; soldats et sans quitter le sol français, la part de la mort s'élève à 1,600 ; et s'ils sont 500,000 hommes, au lieu 5,000 décès, le fatal tribut s'élève à 10,000. Voilà donc une erreur qui coûte annuellement à la société 5,000 jeunes gens !

C'est le tribut du Minotaure !

Eh bien, que l'administration nous livre les documents statistiques du civil et de l'armée, les mortuaires, les causes des décès avec distinction des âges, des professions, ce sera le peloton de fil avec lequel l'hercule moderne, la science, parcourra d'un pied sûr le labyrinthe, et parviendra sans doute à vaincre le monstre qui nous dévore annuellement 5,000 hommes de choix.

Si donc, médecins, nous croyons qu'il nous incombe d'étudier ces questions, de la solution desquelles dépendent d'aussi chers intérêts ; s'il est de notre devoir de le faire, il est aussi de notre devoir de solliciter vivement que les éléments de ces études nous soient livrés.

Est-il nécessaire de prouver que les documents les plus instamment attendus sont la connaissance des âges et des causes de décès ? Peut-on seulement, sans ces éléments, commencer cette étude ?

Voilà, ce semble, des motifs qui parlent haut au nom de la science et au nom de l'humanité.

Eh bien, un plus puissant peut-être se lève encore en faveur de l'enregistrement des causes de décès.

Nous avons démontré dans plusieurs écrits, mais particulièrement et avec la dernière rigueur, dans un mémoire étendu (1), que depuis le siècle passé, la mortalité générale, bien loin d'avoir augmenté ainsi qu'on l'avait dit, s'était au contraire atténuée à tous les âges.

Or, depuis, nous nous sommes livré aux mêmes études sur la marche de la mortalité dans le demi-siècle qui vient de s'écouler. Des résultats inattendus nous ont vivement frappé.

En comparant les deux seules mortuaires générales que la France possède et qu'elle doit à l'initiative de laborieux particuliers, celle de Demonferrand pour la période 1817-31 et celle de X. Heuschling pour la période 1840-49 ; en comparant, dis-je, ces deux mortuaires par toutes les méthodes qu'indique la science, en soumettant le travail à toutes les vérifications possibles, on arrive constamment à ce résultat ; *que la mor-*

(1) Ce mémoire a été remis à la commission de vaccine de l'Académie de médecine, et M. le ministre, en même temps qu'il lui a accordé une honorable récompense, en a ordonné la publication par l'Imprimerie impériale.

talité des virils s'est considérablement accrue d'une époque à l'autre!

La mortalité qui pèse sur nos jeunes hommes aux âges de 15 à 45 ans, mais surtout à ceux de 20 à 25 est beaucoup plus considérable aujourd'hui qu'il y a vingt-cinq ans!

Nous sommes en mesure de démontrer en toute rigueur qu'à tel âge où il succombait annuellement 108 sur dix mille vivants, il en meurt aujourd'hui 134.

Ainsi à l'âge le plus précieux de la vie, le plus précieux pour la jeune famille à laquelle on doit fournir le pain quotidien, le plus précieux pour l'état dont il fait la force et la richesse, c'est à cet âge que la mortalité est en voie si rapide de progression, et cela sans qu'on puisse beaucoup en accuser les accidents extraordinaires comme la cherté, le choléra, etc., car *le sexe féminin échappe à cette aggravation*, et il n'a pas échappé aux fléaux qui nous ont frappés.

Dans cette période de dix ans (1840-49) qui vient de s'écouler, la mort nous aura enlevé indûment 37 mille jeunes hommes de 20 25 ans, et il ne nous sera pas donné d'étudier plus intimement le mystère de cette hécatombe! Nous ne pourrons savoir si la phthisie, si la fièvre typhoïde, ou quelqu'autre affection morbide, a redoublé d'intensité sur le sexe masculin; quels départements ont été frappés, quels épargnés; quelle classe, quelle profession; quelle influence enfin a présidé à cette funeste aggravation! Nous ne pourrons par suite essayer aucune défense pour ébrécher la faux de l'avide moissonneuse, et nous nous abandonnerons au hasard, c'est-à-dire à notre ignorance impuissante. Est-ce de notre siècle? Est-ce de notre France?

N'est-il pas temps que la science éclaire ces funestes aggravations de la mortalité qui pèse sur les virils? et saurait-elle le faire autrement que par la connaissance première des mortuaires et des causes de décès, et de leur distribution suivant les âges, les lieux, les professions?

Pour nous, les triples exigences de la science, de la société et des familles ne nous paraissent jamais avoir été plus concordantes, plus vivement senties qu'elles ne le sont dans cette circonstance.

§ II. Difficultés pratiques de l'enregistrement.

Nous avons démontré que la connaissance des causes de décès est de la plus haute importance, pour la société et les familles dont les âges virils en France sont éclaircis par une mortalité croissante, et pour la science qui en ignore les causes.

Nous allons maintenant examiner les obstacles qui empêcheraient de satisfaire à de si précieux intérêts.

Ces obstacles se rangent sous deux catégories : ceux qui résultent de l'imperfection des sciences médicales, et ceux qui ne relèvent que des difficultés matérielles d'exécution, ou de l'opposition que toute nouveauté soulève dans certains cerveaux.

Quant au premier chef, nous osons affirmer que l'instruction médicale, quelque négligée qu'elle soit en certaines individualités, est en général suffisante pour répondre avec fruit aux besoins de l'enquête qu'on se propose. Nous fondons notre conviction sur les deux considérations suivantes :

1° Les maladies sur lesquelles il importe le plus d'être renseigné surtout *dans les premiers temps* sont les affections les plus communes, celles qui font le plus de victimes. Or, ces affections sont peu nombreuses et, *dans le plus grand nombre des cas*, d'un diagnostic facile, non au début sans doute, mais lors de leur terminaison fatale.

2° Une des raisons qui font trop souvent désespérer des résultats utiles des relevés numériques, c'est l'ignorance où nous laissent nos études classiques sur les principes élémentaires de la statistique, tels que la signification et l'importance des valeurs moyennes, des séries naturelles, et surtout les propriétés des grands nombres. Nous ne pouvons ici, on le comprend, traiter tous ces points de théorie.

Nous nous contenterons de fixer les idées par un exemple sur quelques-unes des propriétés des grands nombres. La plus remarquable de toutes est *d'annuler* les erreurs accidentelles, les fautes de détail (quand toutefois ces erreurs, par le fait d'une cause *constante,* ne se font pas toutes dans le même sens).

En effet, quelles que soient les erreurs particulières qui se glissent dans un résultat total, par exemple dans le relevé des décès par la phthisie pulmonaire, les unités qui s'ajouteront indûment aux tuberculeux seront compensées en totalité ou en très grande partie par les unités phthisiques qui seront indûment portées ailleurs : et cela arrivera certainement, si l'on opère sur de grands nombres, à moins pourtant qu'une cause *constante* ne vienne faire pencher la balance plutôt vers un des signes, additif ou soustractif, que vers l'autre, — exception que l'on pourrait discuter, apprécier, mais qui, dans l'espèce, paraît avoir peu d'application. En admettant que, par le fait des affinités nosologiques, il y ait constamment plus d'unités étrangères ajoutées que d'unités phthisiques retranchées, cela modifiera plus ou moins les chiffres absolus ; mais, comme il n'y a aucune raison pour supposer les médecins de l'Est, par exemple, plus ou moins expérimentés que ceux de l'Ouest, ceux du Nord plus ou moins attentifs que ceux du Sud, il n'y a aucune raison non plus pour supposer qu'il soit commis plus d'erreurs ici que là (toujours par la puissance des *grands nombres*) ; en sorte que les *rapports* entre les quantités phthisiques des diverses contrées n'en seront pas moins vrais et comparables, et n'en permettront pas moins d'ombrer une carte de France suivant les nombres relatifs de ce genre d'affection.

Cette propriété des grands nombres est non seulement démontrée par les mathématiciens, mais encore vérifiée journellement par tous les expérimentateurs en grand, astronomes, géomètres, physiciens, démographes, météorologistes, etc.

S'il nous était possible, sans dépasser les limites qu'il est utile d'assigner à ce travail, de nous étendre davantage sur l'ensemble des propriétés si remarquables des grands nombres, sur celles des *valeurs moyennes* et de leur limite d'oscillation autour de la VALEUR VRAIE, on serait surpris de voir combien les erreurs accidentelles, même nombreuses, perdent de leur importance en statistique, et chacun serait convaincu qu'elles n'obscurcissent point ou que fort peu les résultats définitifs. Aussi croyons-nous que les relevés des causes de décès auront dès à présent une valeur scientifique incontestable, et que cette valeur prendra plus d'importance à mesure que l'organisation se perfectionnera et que la répétition des exercices en assurera la régularité.

Mais les maladies rares ou d'un diagnostic difficile doivent-elles dès aujourd'hui être relevées et publiées ?

Sans aucun doute et par plusieurs motifs importants.

D'abord, nous croyons qu'il serait bien difficile d'organiser un service destiné à relever seulement quelques-unes des causes de mort. Il faut que, pour chaque décédé, la mairie exige la remise du bulletin-cause de décès; il faut que le médecin n'ait qu'une règle, qu'un devoir : celui d'écrire sur le bulletin la cause de la mort, quand il croit la connaître, ou *décès par cause inconnue* quand il l'ignore.

Mais nous disons qu'il importe à la science que toutes les maladies causes de décès soient publiées, quels que soient les *desiderata* que laisse le diagnostic de telle ou telle affection, *ou plutôt à cause même de ces desiderata.*

En effet, un des intérêts qui s'attacheront à ces documents, qui deviendront précieux pour l'avenir, c'est qu'on pourra y étudier les modifications que le temps, la civilisation, la science apportent dans les rapports et l'intensité des maladies.

N'est-ce pas une des lacunes les plus regrettables de notre temps que de ne pouvoir apprécier les progrès réels ou vains de nos efforts en hygiène, en thérapeutique, en économie sociale ?

Que répondre à ceux qui les nient ? Comment empêcher le doute ou la négation de progrès qu'on ne peut démontrer ?

Aussi ces archives des causes de décès seront-elles fouillées par nos fils, quand ils voudront faire l'histoire pathologique de l'humanité et se rendre compte si les espèces morbides agissent avec plus ou moins d'intensité en leur temps qu'elles n'agissaient au nôtre.

Mais voyez ce qui arrivera si nous ne publions que quelques espèces ; considérons, pour fixer les idées, d'une part, les victimes des *affections cancéreuses*, et de l'autre, celles des *tumeurs indéterminées* du foie, des reins et des différents organes.

Hé bien, il pourra se faire, il se fera certainement, que, par suite des progrès de l'instruction, du diagnostic, des habitudes de faire les autopsies, de se servir du microscope et du trois-quarts explorateur, etc., le nombre des tumeurs bien déterminées, et entre autres des cancéreuses, aille en augmentant, tandis qu'en conséquence le nombre des indéterminées diminuera. Ce mouvement inverse de deux catégories morbides n'échappera pas aux investigateurs, et ils seront ainsi avertis que, bien que le nombre des affections cancéreuses paraisse augmenter, cette augmentation apparente, bien loin d'être un indice fâcheux, est le fait des progrès de la science, et qu'elle cache peut-être une diminution réelle, ce qu'on doit soupçonner par la comparaison de la somme des cancers et des tumeurs aux deux époques. Mais si aujourd'hui, considérant comme sans importance et mal déterminé le nombre des décès par tumeurs diverses, nous en omettions le relevé ou la publication, nous pourrions induire en erreur les statisticiens à venir et leur faire prendre un progrès de la science pour progrès d'une affection morbide.

C'est ainsi que M. le docteur Tardieu, je crois, compulsant les causes de décès de la ville de Paris, a trouvé que les maladies cancéreuses avaient notablement augmenté ; mais, comme il n'a pas pris soin de nous dire quelles étaient, en compensation, les maladies qui avaient diminué, nous pouvons encore douter de la réalité de l'augmentation des cancers, parce qu'il est possible que l'accroissement constaté ne soit dû qu'aux progrès du diagnostic.

Mais ce n'est pas seulement pour nos neveux qu'il est utile de *publier toutes* les causes de décès, car, dès aujourd'hui, le diagnostic se faisant peut-être avec plus de rigueur dans les grandes villes que dans les campagnes, le statisticien, pour se garder des conclusions hâtives que nous avons signalées, aura besoin d'avoir tous les éléments sous les yeux.

On comprend d'ailleurs que ce que nous avons dit du cancer s'applique à chacune des autres affections.

Ainsi M. Trébuchet, auquel nous devons de connaître quelque chose des *principales* causes de décès dans la ville de Paris, a publié (*Ann. d'hyg.*) le nombre des décédés par fièvres malignes et putrides de 1809 à 1843 ; mais il a omis, comme chose secondaire, de nous informer du nombre des décès par fièvres ataxique, continue, inflammatoire, cérébrale, et il s'est contenté d'en signaler l'existence dans le cadre nosologique. Depuis 1843, le nom de fièvre typhoïde ayant été adopté pour comprendre la plupart de ces variétés d'un même genre, M. Trébuchet, en continuant ses publications, nous donne le nombre des décès par fièvre typhoïde.

On comprend qu'il résulte de cette troncature des matériaux l'impossibilité de comparer les nombres respectifs des décès par fièvre typhoïde avant et après 1843. Il en eût été autrement si toutes les espèces groupées depuis sous le nom de fièvre typhoïde eussent été publiées.

Pour nous résumer, nous conclurons qu'en général les progrès et les changements que le temps imprime à la science et au corps médical rendent indispensable la publication de toutes les espèces morbides, pour que l'art en puisse tirer le profit qu'il en attend.

Nous pensons que ces rapides considérations suffisent pour prouver que l'imperfection des sciences médicales ne peut être un empêchement à la création de la statistique des causes de décès, mais que cette imperfection est, au contraire, un motif pour hâter (en livrant aux travailleurs les documents qu'ils réclament) la marche d'une science au progrès de laquelle tous, individus et sociétés, sont si vivement intéressés.

Passons donc à l'examen des difficultés d'exécution. Nous estimons, contrairement peut-être à quelques-uns, que c'est la partie, sinon la plus agréable, au moins la plus facile de notre tâche, et que ces difficultés n'exigent, pour être vaincues par l'administration, que la volonté et la persévérance.

Création de l'enregistrement. — Il est dit d'abord qu'il n'y a pas assez de médecins dans les campagnes ; que beaucoup de décès ont lieu sans l'asssistance de l'homme de l'art.

Qu'il manque de médecins dans les campagnes, nous n'osons contredire l'administration ; mais en parcourant les tableaux des médecins de France, publiés par l'UNION MÉDICALE, nous les voyons presque régulièrement distribués, sauf quelques départements fort pauvres et quelques cantons accidentellement privés de médecins. Enfin quelques localités manquent donc de médecins ; mais en vérité, n'est-ce pas là l'exception, la très petite exception en France? Dans le plus grand nombre des départements, les médecins sont nombreux et suffisants aux besoins de la population.

Nous ne prétendons pas pour cela que bon nombre de décès n'aient pas lieu sans l'assistance du médecin, et même dans les localités où ils sont assez multipliés; mais quels sont ces décès? Des morts subites, des enfants nouveau-nés, victimes de l'ignorance ou de la négligence; des vieillards atteints de quelques affections chroniques, souvent tombés dans l'enfance, à charge aux familles, et qui, à demi-abandonnés, s'éteignent dans l'indifférence de ceux qui les entourent.

Évidemment, le diagnostic précis de ces causes de décès est fort difficile sans l'autopsie; et nous ne prétendons point que l'on doive dès à présent exiger cette pratique, quelque désirable qu'elle soit. Mais, dans l'état actuel de la science, l'indication de ces âges extrêmes de la vie, et, quand il se peut, celle du symptôme le plus saillant, qui peut être fourni par la famille, telle la diarrhée chez l'enfant, l'enfance sénile, la paralysie, chez le vieillard, etc., sont déjà des déterminations importantes. Même observation au sujet des *morts subites;* ce simple et facile renseignement est déjà une connaissance précieuse, puisqu'elle ne peut guère convenir communément qu'à deux ou trois affections.

Mais est-il en France beaucoup d'adultes (âge qui doit d'*abord* attirer notre sollicitude) qui succombent à une phthisie, à une fièvre éruptive ou typhoïde, à une grande phlegmasie, sans l'assistance d'un médecin? Nous croyons que c'est là un fait fort rare et tout à fait exceptionnel. Enfin, s'il y a en France quelques localités manquant assez de médecins pour qu'il en soit ainsi, il est possible qu'il soit difficile d'établir aujourd'hui dans ces localités, et sans sacrifices, une statistique des décès.

Mais ailleurs, où les conditions sont favorables, c'est-à-dire au moins dans les 5/6es de la France, quelle raison de différer, quand il est possible de créer de suite cette institution?

Si on ne l'établit que dans les villes, jusqu'aux sous-préfectures inclusivement, les sciences seront privées dans leurs recherches de l'élément important de la mortalité des campagnes. On sait que M. Quetelet a prouvé qu'il y avait, entre la mortalité des villes et celle des campagnes, des différences d'âges constantes, le plus souvent au profit de celles-ci; un grand intérêt s'attache donc à étudier plus intimement ces différences, dont les conditions essentielles sont jusqu'ici inconnues.

Pourquoi ne pas instituer la statistique des causes de décès partout où elle est actuellement possible, comme règle enfin, ne laissant provisoirement hors la règle que les localités où il ne paraîtrait pas possible de rien commencer? Les besoins actuels de la science seraient généralement satisfaits.

Presque dans chaque département, on pourra étudier comparativement la ville et la campagne, les professions urbaines et rurales. Combien l'hygiène publique et privée, combien l'administration française tireront de précieuses lumières de ces données!

Classification des causes des décès. — Dans cette question de faits à recueillir, on s'est beaucoup préoccupé de la classification; nous avouons ne pas comprendre toute l'importance qu'on y a attachée.

Si l'on entend par classification des causes de décès la détermination des grandes unités morbides pouvant amener la mort, le Congrès nous paraît avoir dressé une liste, non parfaite en principe, mais satisfaisante pour la pratique.

Mais si l'on appelle classification le mode de groupement de ces unités morbides, comme ce groupement n'est destiné qu'à faciliter au médecin la recherche du nom adopté pour désigner telle maladie parmi les synonymes qu'offre la science, cette classification est de peu d'importance; et nous pensons qu'une feuille petit format, par exemple, qui tiendrait dans le portefeuille, et sur laquelle les maladies seraient divisées selon les sept groupes adoptés par le Congrès, puis subdivisées, quand il y a lieu, par organes ou suivant les idées de M. Marc-d'Espine, ou seulement rangées par ordre alphabétique, satisferait aux besoins de la pratique.

Mais nous insistons de nouveau, pour que le dépouillement, pour que la publication se fasse *par unités morbides, telles qu'elles ont été adoptées par le Congrès.*

En effet, les sciences médicales ne sont point assez avancées pour qu'il soit possible de penser à la publication de groupes morbides. On enlèverait à cette statistique presque toute sa valeur, si on ne publiait que les grands groupes, en négligeant, comme un détail, la publication des unités morbides causes de mort.

Nous adressant à des médecins, nous ne croyons pas utile d'insister davantage sur ce point.

Nous n'appuierons pas non plus sur les moyens propres à ménager la susceptibilité des familles. Les précautions dont parle M. le ministre, et qui ont été proposées par le Congrès, entre autres, celle de ne pas mettre sur le bulletin le nom du décédé, sont bien suffisantes pour calmer des craintes qui, dans la pratique, se rencontrent très rarement, et qui se rencontreront de moins en moins, à mesure que les citoyens seront plus éclairés sur l'usage purement scientifique des bulletins de décès. (Voir, pour plus de détails, notre compte-rendu du Congrès.)

Contrôle du bulletin de décès. — M. le ministre demande si la statistique nosologique serait facilitée par l'institution des médecins vérificateurs des décès. Nous avons récemment traité ce sujet avec l'étendue qu'il mérite (*Gaz. hebdom.*, n° 2, 1856, ou compte-rendu du Congrès, p. 27); nous ne reproduirons ici que nos conclusions :

1° Au double point de vue de la sécurité individuelle et *du contrôle* statistique du bulletin de décès, la création du médecin vérificateur du décès et de la cause du décès (1), est un progrès qu'il est très désirable de voir établir, non seulement dans les villes, mais aussi dans les campagnes, toutes les fois qu'il est possible de le faire, et il l'est souvent.

2° Le médecin vérificateur ne peut que contrôler et achever le bulletin de décès. Mais le nom et la durée de la maladie cause de mort *doivent* toujours être indiqués sur le bulletin *par le médecin traitant.*

C'est parce que cette précaution est omise à Paris, que les relevés des

(1) Quelques personnes ne saisissent pas bien l'importance du médecin *vérificateur officiel du décès et de sa cause.* La tendance de l'administration française est pourtant d'établir cette fonction partout où elle le peut; c'est qu'elle juge avec raison, dans sa sollicitude croissante, qu'un médecin fonctionnaire sera plus libre dans son examen et sa déclaration; elle croit aussi que sa visite obligée contribue à imposer une crainte salutaire aux tentatives criminelles, tandis qu'elle ne peut attendre les mêmes avantages du médecin *choisi* et *appelé* par la famille et en conséquence tenu au secret.

causes de décès qui se font dans cette capitale laissent notablement à désirer.

3° Le corps médical, loin de voir une charge dans cette exigence sociale, n'y peut voir qu'un accroissement d'importance et d'honoraires. Car s'il importe à tous, dans un pays civilisé, que chaque décès soit constaté, que sa cause *naturelle* soit officiellement vérifiée, il est de toute justice que les familles intéressées à cette constatation, indemnisent convenablement l'homme de l'art chargé de constater le décès (1). Il est d'ailleurs à notre connaissance que cela se fait, sans aucune réclamation, dans plusieurs départements, entre autres dans celui de Seine-et-Oise, où nous exerçons.

Sanction législative. — M. le ministre demande ensuite à l'Académie « si elle juge nécessaire d'assurer par une loi la délivrance par le médecin, à chaque décès, du bulletin indicateur de la cause de ce décès ; ou bien si elle pense qu'il suffirait de son intervention sous forme de circulaire adressée à tous les médecins de France, pour vaincre les résistances d'une partie du corps médical. »

Nous avons dit et nous espérons avoir démontré toute l'importance sociale et scientifique qui s'attache à la bonne exécution de la statistique des décès. Mais cette nouvelle institution est-elle une chose passagère, ou la base d'un grand progrès social accompli ou en voie de s'accomplir dans la plupart des pays civilisés de l'Europe ? En France, ne doit-on même pas la regarder comme le complément de notre état civil ?

Eh bien, si ce n'est pas une mesure transitoire, passagère, mais, au contraire, un *desideratum*, enfin accompli, du progrès et de la civilisation ; si, comme il est arrivé pour notre état civil, cette institution doit prendre d'autant plus de valeur et de perfection qu'elle sera plus ancienne et entrée plus avant dans les habitudes de la nation, pourquoi différer de l'élever au même rang que l'état civil qu'elle complète ?

(1) On remarquera que, partout où le médecin vérificateur des décès sera créé, *lui seul* a besoin de se rendre au domicile du défunt, où il trouve le bulletin de décès, que la famille est allée réclamer au médecin traitant, et sur lequel celui-ci a inscrit le nom de la maladie et sa durée, sans qu'il lui soit utile de se transporter au domicile du décédé, puisque la vérification du décès est faite par le médecin officiel.

On objecte quelques résistances, quelques difficultés de pratique; pourquoi donc ne pas donner à l'administration la fermeté et la persévérance qui ne peuvent dériver que de l'appui de la loi ?

Mais cette loi ne repousse point, elle appelle, au contraire, une circulaire justificative et explicative aux médecins de France; et cette circulaire gagnerait certainement en autorité, partant d'un corps aussi justement célèbre et vénéré que l'Académie de médecine; ainsi, au lieu d'accepter la disjonction des deux parties de la proposition de M. le ministre, nous demandons instamment qu'elles soient réalisées toutes deux.

Détails complémentaires du bulletin. — Enfin, le ministre demande si le bulletin doit contenir le sexe, l'âge et la profession du décédé (nous ajoutons, avec le Congrès, la durée de la maladie, le nom et le domicile *du médecin*). Dans tous les pays où on relève la cause des décès, en Angleterre, dans le canton de Genève, en Belgique où les bulletins de décès ont lieu depuis cinq ans, on se garde de négliger ces détails. En effet, ces différents éléments ont une importance considérable: il n'est indifférent ni pour la science ni pour la société de savoir, ainsi que nous l'apprennent les relevés anglais, que la phthisie est la cause de la mort de près de la moitié des décédés de 15 à 30 ans. En un mot, parmi les points les plus intéressants de cette statistique, sont les rapports d'âge et de sexe avec les causes de décès (1).

(1) Nous ne pouvons, à ce sujet, résister au désir de donner un exemple de la puissance des grands nombres pour annuler les erreurs de détail. On sait qu'à Paris le médecin vérificateur n'établissant son diagnostic que par l'inspection cadavérique et sur les dires de la famille, et non, *ainsi qu'il le faudrait*, sur un bulletin du médecin traitant, cette statistique est nécessairement entachée d'erreurs peut-être nombreuses; d'autre part, l'inégalité de l'instruction des médecins anglais peut faire soupçonner l'imperfection qui doit se glisser dans leur diagnostic ; cependant, malgré ces motifs, malgré toute la divergence qui peut séparer deux nations dans leurs appréciations, dans leur doctrine, dans leur savoir moyen, malgré tout cela, nous trouvons la plus grande analogie entre les rapports de leurs décès phthisiques et les nôtres; à Londres comme à Paris, sur 1,000 décès, 1/7e à 1/8e sont dus à la phthisie; pour les deux villes, les âges de 15 à 40 sont ceux qui, relativement à la mortalité de ces âges, ont le plus à redouter de la phthisie; dans les deux villes, les 4/10es environ des décédés de 15 à 30 ans succombent à la phthisie (*Ann. d'hy.* et *Registrar*). Ces analogies, dans des conditions où on aurait pu s'attendre à ne les point trouver, ne sont-elles pas de nature à rassurer sur la valeur des erreurs de détail qui se glissent forcément dans ces relevés ?

Quant aux professions, elles offrent un si grand intérêt qu'à peine s'il est utile de s'étendre sur ce sujet. Comment pourrions-nous étudier le phénomène étrange et menaçant que nous présente la mortalité de l'armée, si nous n'avions à part les causes de décès du soldat ?

Connaître la mortalité des principales professions, c'est non seulement un problème dont l'hygiène publique réclame la solution, mais encore un élément important pour les Sociétés d'assurance mutuelle; la science et l'administration y sont aussi vivement intéressées. Sans doute, il ne faut pas fatiguer le médecin par des demandes trop minutieuses, mais il ne faut pas craindre de l'obliger à fixer son attention. Les détails demandés sont nécessaires à la bonne confection du bulletin : le sexe, l'âge, la durée de la maladie, sont des notions qui se contrôlent mutuellement : le bon accord de ces indications avec le nom de la maladie, est une preuve de l'attention et du soin apportés à la rédaction du bulletin. Et pour y mettre le sceau enfin, la signature des deux médecins est une dernière et indispensable garantie.

Nous croyons, en effet, que les erreurs seront dues en plus grand nombre à l'inattention qu'à l'ignorance; que c'est surtout contre cette inattention qu'il faut se prémunir. C'est pourquoi nous croyons que, partout où il sera possible d'établir un médecin officiellement chargé de vérifier les décès et de contresigner le bulletin déjà rempli par le médecin traitant, on instituera ainsi un contrôle fructueux, qui est nécessaire au bon accomplissement de toutes fonctions.

C'est également pour vaincre cette inattention possible d'un certain nombre de médecins, qu'une circulaire de l'Académie peut avoir les meilleurs résultats.

Quand les praticiens sauront bien que c'est une mission scientifique dont ils sont chargés, qu'on leur en aura fait comprendre l'importance et l'utilité, il n'y a nul doute que l'immense majorité ne regarde comme un devoir la bonne exécution des bulletins de décès.

C'est ainsi que, selon nous, peut être accomplie, *dès à présent,* une mesure qu'il appartient évidemment à notre siècle de mettre en vigueur ; nous n'en voulons pour preuve que l'initiative prise simultanément par l'Angleterre, par la république de Genève, par la Bavière, par un certain nombre de villes allemandes, plus nouvellement par la Belgique, et bientôt par la Suède, car nous venons de recevoir une lettre du docteur Berg, secrétaire de la commission statistique de Suède (1), qui nous apprend que le Conseil de santé s'occupe en ce moment de l'organisation de cette statistique, et qu'on y prend en considération les idées que nous avons émises sur ce sujet. Le gouvernement de ce pays vient, d'ailleurs, de témoigner officiellement le désir qu'il a d'accomplir les vœux du Congrès de Paris, puisque le roi de Suède et de Norwège, dans son discours d'ouverture à la Diète scandinave, annonce qu'il proposera la création d'une Commission centrale de statistique, que le Congrès a recommandée à tous les gouvernements. La reine d'Espagne, par un décret dont les considérants sont admirablement motivés, vient de créer cette même commission, et elle charge son premier ministre lui-même de la présider. Enfin le gouvernement romain lui-même, s'il faut en croire notre *Moniteur*, s'occupe aussi d'organiser sa statistique générale.

Cette agitation générale en faveur d'un seul objet, est le signe certain que les temps sont venus d'ajouter cette colonne à l'édifice du progrès.

La France, après s'être laissé ravir une initiative qui lui appartient souvent, sera-t-elle retenue en arrière des nations qui l'ont devancée pour cette fois? Ce serait certainement contraindre ses habitudes et sa nature. Quand il s'agit de progrès, elle est souvent la première, jamais on ne l'a vue au dernier rang. Elle peut, dans cette circonstance, grâce à son unité, à sa belle et active administration, au savoir et au dévouement de ses médecins, reprendre vite le rang qui lui appartient, en fournissant à la science des documents plus riches et plus précis que les nations qui l'ont précédée. Et puisque le ministre s'en est référé aux lumières de l'Académie de médecine, puisque cette savante assemblée, qui veille avec sollicitude aux progrès de l'art, a chargé sur-le-champ une commission composée de MM. Michel Lévy, Adelon, Guérard, Roche et Beau, d'étudier les questions posées et de lui en faire rapport dans le plus bref délai, puisque ces médecins distingués ont prouvé, notamment le

(1) Membre de l'Académie des sciences de Stockholm et du Conseil de santé.

premier, dans des écrits célèbres, qu'ils apprécient toute l'importance de la statistique, nous n'avons pas à craindre que notre pays ne reste au-dessous de ceux qui l'entourent ; nous ne doutons point que l'Académie ne fortifie par son adhésion les vœux du Congrès international de statistique, vœux qui sont ceux de la science et de l'humanité.

Paris.—Typographie Félix Malteste et Ce, rue des Deux-Portes-St-Sauveur, 22.

www.ingramcontent.com/pod-product-compliance
Ingram Content Group UK Ltd.
Pitfield, Milton Keynes, MK11 3LW, UK
UKHW021209230726
13926UKWH00001B/407

9 782016 141182